BEI GRIN MACHT SICH IHR WISSEN BEZAHLT

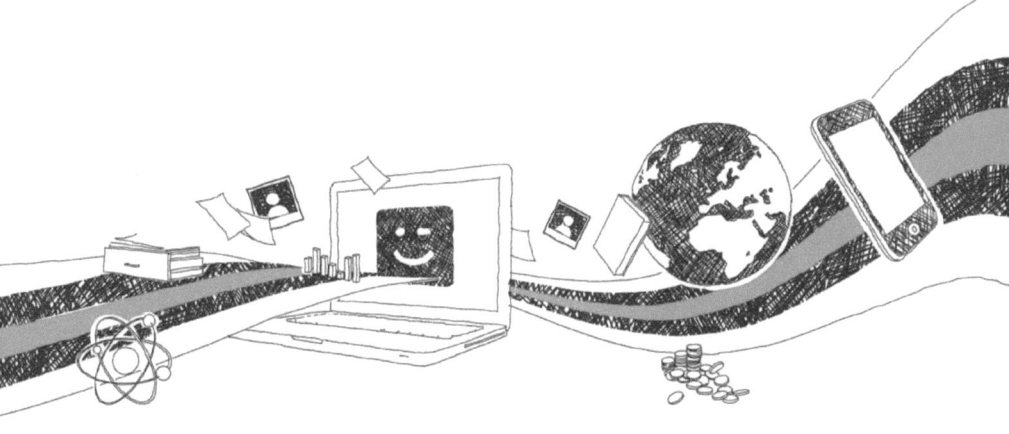

- Wir veröffentlichen Ihre Hausarbeit, Bachelor- und Masterarbeit

- Ihr eigenes eBook und Buch - weltweit in allen wichtigen Shops

- Verdienen Sie an jedem Verkauf

Jetzt bei www.GRIN.com hochladen und kostenlos publizieren

Bibliografische Information der Deutschen Nationalbibliothek:

Die Deutsche Bibliothek verzeichnet diese Publikation in der Deutschen Nationalbibliografie; detaillierte bibliografische Daten sind im Internet über http://dnb.d-nb.de/ abrufbar.

Dieses Werk sowie alle darin enthaltenen einzelnen Beiträge und Abbildungen sind urheberrechtlich geschützt. Jede Verwertung, die nicht ausdrücklich vom Urheberrechtsschutz zugelassen ist, bedarf der vorherigen Zustimmung des Verlages. Das gilt insbesondere für Vervielfältigungen, Bearbeitungen, Übersetzungen, Mikroverfilmungen, Auswertungen durch Datenbanken und für die Einspeicherung und Verarbeitung in elektronische Systeme. Alle Rechte, auch die des auszugsweisen Nachdrucks, der fotomechanischen Wiedergabe (einschließlich Mikrokopie) sowie der Auswertung durch Datenbanken oder ähnliche Einrichtungen, vorbehalten.

Impressum:

Copyright © 2011 GRIN Verlag
Druck und Bindung: Books on Demand GmbH, Norderstedt Germany
ISBN: 9783668685062

Dieses Buch bei GRIN:

https://www.grin.com/document/188293

Johnsua König

Zur Epidemiologie und Versorgungssituation psychischer Erkrankungen

GRIN Verlag

GRIN - Your knowledge has value

Der GRIN Verlag publiziert seit 1998 wissenschaftliche Arbeiten von Studenten, Hochschullehrern und anderen Akademikern als eBook und gedrucktes Buch. Die Verlagswebsite www.grin.com ist die ideale Plattform zur Veröffentlichung von Hausarbeiten, Abschlussarbeiten, wissenschaftlichen Aufsätzen, Dissertationen und Fachbüchern.

Besuchen Sie uns im Internet:

http://www.grin.com/

http://www.facebook.com/grincom

http://www.twitter.com/grin_com

Hamburger Fern-Hochschule
Studiengang Pflegemanagement
Studienzentrum Freiburg

Studienfach Gesundheitswissenschaften

Hausarbeit zum Themenkomplex
Zur Epidemiologie und Versorgungssituation psychischer Erkrankungen

Frühjahrssemester 2011

von

Johnsua König

Inhaltsverzeichnis

1. **Begriffsbestimmung Epidemiologie und die Versorgungslage psychischer Erkrankungen im Gesundheitswesen der BRD**

    1.1 Epidemiologie   Seite 3

        1.1.1 Definition der Epidemiologie   Seite 3

        1.1.2 Aufgaben und Ziele der Epidemiologie   Seite 4

        1.1.3 Methoden der Epidemiologie   Seite 5

    1.2 Die gesundheitliche Bedeutung psychischer Erkrankungen   Seite 7

    1.3 Die Versorgungslage psychischer Erkrankungen im Gesundheitswesen der BRD   Seite 8

2. **Die Epidemiologie, Versorgungslage und Pflege von älteren Menschen in der BRD mit einer Demenz**

    2.1 Begriffsbestimmung Demenz   Seite 11

        2.1.1 Definition Demenz   Seite 11

        2.1.2 Die Formen der Demenz   Seite 12

    2.2 Die Epidemiologie der Demenzerkrankungen   Seite 13

    2.3 Die Versorgungssituation der Menschen mit einer Demenzerkrankung   Seite 15

        2.3.1 Die aktuelle Versorgungslage in der BRD   Seite 15

        2.3.2 Probleme und Ressourcen in der Versorgung   Seite 17

    2.4 Herausforderungen an die Pflege   Seite 20

    2.5 Das Versorgungskonzept „Pflegeoase"   Seite 23

3. **Erkenntnisse aus der Arbeit und Ausblicke**   Seite 26

Abkürzungs- und Abbildungsverzeichnis   Seite 29

Quellenverzeichnis   Seite 30

1. Begriffsbestimmung Epidemiologie und die Versorgungslage psychischer Erkrankungen im Gesundheitswesen der BRD

1.1 Epidemiologie

1.1.1 Definition der Epidemiologie

Der Begriff Epidemiologie leitet sich aus der griechischen Sprache aus folgenden Teilen ab: „epi = über", demos = das Volk" und logos = die Lehre". Somit bedeutet Epidemiologie so viel wie „die Lehre von dem, was über das Volk kommt" oder „was im Volk verbreitet ist". (Weyerer & Bickel 2007: 15)

Die Epidemiologie versteht sich als eine Basiswissenschaft von Public Health, das global auf die Verbesserung der Gesundheitssituation in der Bevölkerung abzielt. Mit diesem positiven Vorhaben liefert die Epidemiologie wissenschaftliche Erkenntnisse zur Quantität und Distribution von Erkrankungen innerhalb der Bevölkerung. Darin erörtert die Epidemiologie die beeinflussenden Faktoren für die Entstehung, den Verlauf und die Folgen von Erkrankungen. (s. Weyerer & Bickel 2007: 15)

Man unterscheidet zwischen der **deskriptiven** und der **analytischen** Epidemiologie. In der deskriptiven Epidemiologie stehen die Häufigkeit und die Verteilung einer Krankheit im Vordergrund. Zentrale Komponenten der deskriptiven Epidemiologie sind Zeit, Ort und Person.

Die analytische Epidemiologie hingegen befasst sich konkret mit der Pathogenese sowie Ätiologie der Krankheiten. Hier gilt es, die hypothesengeleiteten Risikofaktoren einer Erkrankung in Bezug zu dem Auftreten der Erkrankung in der Bevölkerung zu setzen, denn die analytische Epidemiologie geht davon aus, dass Krankheiten nicht zufällig, sondern immer unter bestimmten Voraussetzungen auftreten.

Selten wird die Epidemiologie auch in experimentellen Fällen eingesetzt, wenn es um besonders aussagekräftige Interventionsstudien geht. (s. Weyerer & Bickel, 2007: 16)

1.1.2 Aufgaben und Ziele der Epidemiologie

Durch die standardisiert gemessenen sowie die quantitativ ausgewerteten Daten bildet die Epidemiologie eine wichtige Entscheidungsgrundlage für Maßnahmen in Public Health – sei es für Bevölkerungsgruppen, die Gesamtbevölkerung oder die Gesundheitsplanung insgesamt. (s. Schwartz et al. 2003: 394)

Neben der Bereitstellung des rein quantitativen Informationsspektrums ist es der Epidemiologie, besonders durch die in der analytischen Verfahrensweise beschriebenen Inhalte, möglich, die individuellen Krankheitsrisiken und -ursachen zu determinieren. Diese Erkenntnisse haben prospektiv gesehen einen großen Wirkungsgrad und sind global handlungsweisend für Interventions-, Präventions- und Therapiemaßnahmen. (s. Schwartz et al. 2003: 394)

Weyerer et al. (2008: 43) nennen 2 konkrete praktische Bedeutungsfelder der Epidemiologie, die die Aufgaben derselben auf den Punkt bringen:

- Die Entwicklung von Methoden der Vorbeugung, Behandlung und Rehabilitation und Prüfung ihrer Wirksamkeit und Risiken (Therapieforschung);

- Die Evaluation von Einrichtungen und Systemen der Versorgung kranker Menschen, die der organisierten Umsetzung bewährter Therapie- und Rehabilitationsverfahren dienen, besonders im Hinblick auf ihre Wirksamkeit und auf ihre Kosten (Versorgungsforschung).

Eine besondere Aufgabe kommt der Epidemiologie in Bezug auf die Erforschung von psychischen Erkrankungen zu, da hier eine rein quantitativ erhobene Studie nach Anzahl der ambulanten oder auch stationären Konsultationen unzureichend repräsentativ wäre. Gerade im Bereich der psychischen Morbidität muss die Epidemiologie Wege finden, die Fälle vollständig zu erfassen, um differenzierte Aussagen über Ätiologie, Prävalenz und Verlauf der psychischen Erkrankungen treffen zu können (Weyerer & Bickel 2007: 17).

Noch schwieriger wird es für die Epidemiologie bei der Erhebung der Versorgung von Menschen mit dementiellen Erkrankungen, da hier die Krankheitserkenntnis, das subjektive Krankheitsempfinden, die Konsultation eines Haus- oder sogar eines Facharztes und der richtigen Diagnosestellung inklusive Therapie leider noch zu selten richtig, frühzeitig und fachlich korrekt geschieht.

Nicht zuletzt aus diesem Gesichtspunkt heraus ist es auch die Aufgabe der Epidemiologie, Fehlerquellen in ihren Studien zu erkennen und zu vermeiden. Man unterscheidet zwischen zufälligen Fehlern (random error), die in der „zufällig falschen" Auswahl der Stichprobenkandidaten liegen kann und den systematischen Fehlern (Bias), die sich in 3 Formen zeigen können (s. Schwartz et al. 2003: 401 f.):

- Verzerrungseffekte durch Störgrößen (Confounding)
- Fehler bei der Auswahl der Studienteilnehmer (Selektion-Bias)
- Fehler bei der Informations- und Datengewinnung (Informations-Bias).

1.1.3 Methoden der Epidemiologie

Anschließend zum letzten Punkt erfährt die Epidemiologie in der Kausalitätsprüfung ganz bestimmte Kriterien, die sie erfüllen muss, um zu einer Schlussfolgerung über eine Krankheitsursache zu kommen (s. Weyerer et al. 2008):

Zeitliche Beziehung	Geht die Ursache der Wirkung voraus? (Unverzichtbares Kriterium)
Plausibilität	Stimmt die Assoziation mit anderen Erkenntnissen (z. B. Tiermodelle) überein?
Konsistenz	Führten andere Studien zum gleichen Ergebnis?
Stärke	Wie stark ist der Zusammenhang zwischen der Ursache und der Wirkung? (relatives Risiko)
Dosis – Wirkungs – Beziehung	Ist die Wirkung bei erhöhter Exposition gegenüber der vermuteten Ursache stärker?
Reversibilität	Führt die Beziehung einer vermuteten Ursache zu einem verringerten Krankheitsrisiko?
Studienplan	Basieren die Ergebnisse auf einem überzeugenden Studienplan?
Beurteilung der Evidenz	Auf wie vielen Beweisen beruhen die Ergebnisse?

Im Bereich der Methodik bedient sich die Epidemiologie verschiedener Projektdesigns, die in Weyerer et al. (2008) beschrieben werden:

Die **ökologische Studie**, auch Korrelationsstudie genannt, ist der simpelste Studientyp; aus makroperspektivischer Sicht werden hier die Zusammenhänge zwischen Krankheits- und Expositionshäufigkeit rein quantitativ untersucht, ohne dabei einzelne Individuen der Bevölkerung zu thematisieren. Ökologische Studien bedürfen durch ihre Einfachheit nur geringem Aufwand; sie sind dadurch jedoch sehr fehleranfällig.

Ein weiteres retrospektives Design stellt die **Querschnittstudie** dar; damit definiert die Epidemiologie den aktuellen IST-Zustand des Gesundheitszustandes der Bevölkerung oder innerhalb derer festgelegte Teile.

In der **Fall-Kontroll-Studie** werden – ebenso retrospektiv – die Ursache, Risikofaktoren und das Ausmaß der Exposition anhand eines Vergleichs der schon betroffenen Fälle (Indexgruppe) und Menschen, die diese Erkrankung noch nicht haben (Kontrollgruppe), ermittelt.

Im Gegensatz zu den retrospektiven Studien, in denen die Differenzierung von Expositions- und Krankheitsstatus gleichzeitig erfolgt und damit schwieriger zu trennen ist, bieten prospektive Designs die Möglichkeit, die Ätiologie und Inzidenz einer Erkrankung natürlich und in einer zeitlichen Ordnung zu erfassen.

Hierzu gehört das Design der **Längsschnittstudie**. Bestimmte Menschengruppen werden über einen festgelegten Zeitraum, meist mehrere Jahre, entsprechend den Dispositionen einer bestimmten Erkrankung hin untersucht, um eine hypothesengestützte Annahme der Verbindung von Exposition und einer Erkrankung zu erörtern (s. Schwartz et al. 2003: 413).

Nach den bisher beschriebenen Studien beobachtender Natur, stellt die prospektive **experimentelle Studie** eine Ausnahme dar. In diesem Projektdesign setzt die Epidemiologie „die Studienteilnehmer bewusst und gezielt dem Einfluss bestimmter Faktoren aus", um „…die Wirksamkeit von Interventionen [zu beurteilen]." (Schwartz et al. 2003: 415)

1.2 Die gesundheitliche Bedeutung psychischer Erkrankungen

Um gezielt auf das Hauptthema dieser Arbeit hinzuarbeiten, ist es von großer Wichtigkeit, den generellen Zusammenhang psychischer Erkrankungen und deren Auswirkung auf die Gesundheit des Erkrankten zu beleuchten.

Wir kennen in unserem Sprachgebrauch die Verwendung des Wortes „Psychosomatik", was laienhaft ausgedrückt bedeutet, dass körperliche Erkrankungen durch pathogene psychische Veränderung ausgelöst werden.

Die enge Beziehung von Körper, Geist und Seele wird in der Definition in Wikipedia deutlich: „Als Psychosomatik (altgr. ‚*psyché*' für Atem, Hauch und Seele und ‚*soma*' für Körper, Leib und Leben) wird in der Medizin die Betrachtungsweise und Lehre bezeichnet, in der die geistig-seelischen Fähigkeiten und Reaktionsweisen von Menschen in Gesundheit und Krankheit in ihrer Eigenart und Verflechtung mit körperlichen Vorgängen und sozialen Lebensbedingungen in Betracht gezogen werden."

In Kellnhauser et al. (2004: 910) werden die Dimensionen der psychischen Funktionen beschrieben, von denen jede eine Störung erleiden kann. Hier werden das Ich-Erleben, die Affekte / Emotionen, der Bereich Auffassung, Gedächtnis und Intelligenz, das Denken, das Bewusstsein, die Wahrnehmung, der Antrieb und die Psychomotorik als Bestandteile genannt.

An dieser komplexen Auflistung zeigt sich, dass psychische Störungen eine massive und oft auch unterschätzte Auswirkung auf die verschiedensten Lebensbereiche eines Menschen haben können. So sind neben den eigenen betroffenen Variablen, wie organische Erkrankungen, Veränderung der eigenen Leistungsfähigkeit oder der Angst vor der Stigmatisierung durch die Gesellschaft, auch die Familie sowie das soziale Umfeld des psychisch erkrankten Menschen unmittelbar mit involviert.

Die somatische Komorbidität psychischer Erkrankungen zeigt sich deutlich in einer von der DGPPN bis Juni 2011 durchgeführten Versorgungs-Analyse von Menschen mit psychischen und psychosomatischen Erkrankungen in der BRD:

Die Diagnose einer psychischen Erkrankung erhielten knapp 3,3 Mio. der insgesamt 10 Mio. Befragten. Von diesen 3,3 Mio. psychisch erkrankten Menschen erhielten 99% (!) während ihres Behandlungszeitraums auch eine somatische Haupt- oder Nebendiagnose.

Ebenso zeigt diese Studie die oben beschriebenen weitreichenden Folgen psychischer Erkrankungen auf das Umfeld der betroffenen Menschen. So waren 22% (= 726.000) der 3,3 Mio. Erkrankten durchschnittlich 2,5 Jahre arbeitsunfähig.

1.3 Die Versorgungslage psychischer Erkrankungen im Gesundheitswesen der BRD

Die Versorgungsforschung hat in den letzten Jahrzehnten einen Wandel erlebt. Bis zum Ende der 80er Jahre standen die ambulanten und stationären Behandlungsbedingungen im Vordergrund. Daran schloss sich eine Verlagerung des Forschungsinteresses auf die Evaluation von Therapien, Behandlungsmethoden und deren Anwendung. Aufgrund der heute bekannten mehrdimensionalen Auswirkung psychischer Erkrankungen rücken neben der psychopathologischen Erforschung sowie der sozialen Integration immer mehr die individuelle Lebensqualität und die subjektive Zufriedenheit ins Zentrum der Versorgungsstudien. (s. Schwartz et al. 2003)

Dem voraus gingen sehr veraltete Versorgungseinrichtungen und -methoden, die in den 1960er Jahren zu massiven Protesten und Neuausrichtungen führten. In der Psychiatrie-Enquete von 1975 wurden folgende Prinzipien zur Neuausrichtung festgelegt (s. Hurrelmann et al. 2006):

- Das Prinzip der gemeindenahen Versorgung

- Das Prinzip der bedarfsgerechten und umfassenden Versorgung aller psychisch Kranker und Behinderter

- Das Prinzip der bedarfsgerechten Koordination aller Versorgungsdienste

- Das Prinzip der Gleichstellung psychisch Kranker mit körperlich Kranken.

Durch die Dezentralisierung der Versorgung entstehen folgenreiche Verlagerungen zum und hohe Ansprüche an den ambulanten Bereich. Damit gemeint sind einerseits die Herausforderungen für die Schnittstellenorganisation der einzelnen Versorgungsangebote und andererseits die Verunsicherung des einzelnen Patienten, für den das Versorgungsangebot unübersichtlich wird. (s. Schwartz et al. 2003: 611)

In Bezug auf die Psychotherapie als Therapieform, welche in ihrer Wirkungseffizienz evident ist, stellt sich die Frage, warum einerseits durch zu hohen Kostendruck und andererseits durch die in der BRD immer noch vorherrschende Kopplung der neurologisch-psychiatrischen Praxisführung und die bestehenden Niederlassungsbeschränkungen nicht gewährleistet ist, dass das qualifizierte Versorgungsspektrum – besonders auch die sozialpsychiatrische Therapie – nicht der Gesamtbevölkerung und schon gar nicht wohnortnah zur Verfügung steht. (s. Schwartz et al. 2003: 611)

Im Gegensatz zur Versorgungslage somatischer Erkrankungen steht die Erforschung der Situation von Menschen mit psychischen Erkrankungen vor einigen Problemen. So ist es unmöglich, die vollständige Anzahl der psychisch Erkrankten festzustellen und daraus resultierend deren Versorgungslage zu determinieren. Gründe hierfür liegen laut Schwartz et al. (2003: 608) in dem „komplexen Zusammenwirken verschiedener Faktoren", die den „Weg in eine fachgerechte Behandlung" ermöglichen müssen.

Um die Versorgungslage psychischer Erkrankungen detailliert beleuchten zu können, schlagen Goldberg und Huxley die Eingruppierung in 5 Versorgungsebenen vor:

- Gemeinde / keine Behandlung
- Allgemeinarzt / keine Fallerkennung
- Allgemeinarzt / Fallerkennung
- Facharzt bzw. spezialisierte ambulante Versorgung
- fachspezifische stationäre Versorgung. (Schwartz et al. 2003: 608)

Von besonderer Bedeutung in der Versorgungslage sind die Allgemeinärzte. In unserem heutigen meist vorherrschenden „Hausarzt-Prinzip" geht der subjektiv

Erkrankte zunächst zum Hausarzt, fast ausschließlich ein Allgemeinmediziner. In dessen fachlichen Kompetenz liegen die Erkennung psychischer Inzidenzen und die Weiterleitung an einen Facharzt. Nach aktuellen Untersuchungen stieg die Fallerkennungsrate bei den Allgemeinärzten in Deutschland von 40% auf 60% an, was einen positiven Verlauf für die Versorgungslage erkennen lässt. (s. Schwartz et al. 2003: 609)

Aufgrund der beschriebenen mangelhaften Versorgung im psychosomatischen, psychotherapeutischen und soziopsychiatrischen Bereich durch entsprechende Ärzte bzw. qualifizierte Fachpersonen, finden die meisten Konsultationen in diesem Bereich noch bei dem Allgemeinmediziner statt. Dieser überweist den Patienten trotz Feststellung pathogener psychischer Veränderungen nur in 30% der Fälle zu einem Facharzt. Studien zufolge bleibt jedoch die Therapie und Behandlung psychischer Störungen in Allgemeinarztpraxen mangelhaft.

Es bleibt abzuwarten, wie die Allgemeinmediziner ihre immer stärker werdende Rolle als primäre Anlaufstelle für Patienten und Distributoren der zur Verfügung stehenden Leistungen gestalten werden.

In meiner folgenden Arbeit erörtere ich die ebenso akute wie problematische Versorgungslage der Menschen mit Demenz sowie die spezielle Herausforderung, die sich bei dieser psychischen Erkrankung im Alter an die Pflege stellt.

2. Die Epidemiologie, Versorgungslage und Pflege von älteren Menschen in der BRD mit einer Demenz

2.1 Begriffsbestimmung Demenz

2.1.1 Definition Demenz

Das Wort ‚Demenz' leitet sich aus lat. „Dementia = ohne Geist" bzw. „Mens = Verstand", „de = abnehmend" (wikipedia).

Die von der WHO veröffentlichte und aktuell verwendete Definition von Demenz nach ICD-10 wird folgendermaßen beschrieben:

Demenz ist ein Syndrom als Folge einer meist chronischen oder fortschreitenden Krankheit des Gehirns. Es kommt zu einer Störung höherer kortikaler Funktionen, einschließlich Gedächtnis, Denken, Orientierung, Auffassung, Rechnen, Lernfähigkeit, Sprache, Sprechen und Urteilsvermögen. Das Bewusstsein ist nicht getrübt. Für die Diagnose einer Demenz müssen die Symptome nach ICD über mindestens sechs Monate bestanden haben. Gewöhnlich begleiten Veränderungen der emotionalen Kontrolle, der Affektlage, des Sozialverhaltens oder der Motivation die kognitiven Beeinträchtigungen. (s. Höwler 2004: 108)

Weyerer & Bickel (2007: 59) sowie Kellnhauser et al. (2004: 934) konkretisieren die allgemein angewendete 3-Gradige Unterteilung der Demenz:

- Im ersten Stadium spricht man von einer **leichten Demenz**. Hier sind erste kognitive Störungen vorhanden, jedoch im Alltag noch nicht permanent ersichtlich. Schwierigkeiten treten für die Betroffenen in komplexen oder ungewohnten Situationen auf.

- Das zweite **mittelgradige** Stadium der **Demenz** beinhaltet den Verlust der Selbstständigkeit im Alltag und das Angewiesen sein auf die Hilfe und Pflege Dritter im Tagesverlauf. Konkret treten hier Störungen in einfachen Handlungsabläufen wie Körperpflege, Ausscheidungen und Nahrungszubereitung auf, verbunden mit offen ersichtlichen Gedächtnisverlusten sowie Störungen in der Affektverarbeitung und der Psychomotorik.

- Das dritte Stadium ist von einer **schweren Demenz** gekennzeichnet, in der alle kortikalen Funktionen massiv beeinträchtigt sind. Betroffene Menschen in diesem Stadium sind 24h auf die pflegerische Versorgung und Betreuung angewiesen, denn sie können keine alltägliche Verrichtung mehr selbstständig oder unter Anleitung ausführen.

Die Demenz an sich wird als Syndrom bezeichnet, da sie verschiedenen ätiologischen Ursprungs sein kann (s. Elter & Wiese, 2005). Parallel zu den beschriebenen Stadien kann das Demenz-Syndrom reversibel, permanent oder progredient verlaufen (s. Weyerer & Bickel, 2007: 58). In der Regel liegt die Lebensdauer ab Eintreten der Krankheit bis zum Tod bei 8 Jahren (s. Pick et al., 2004: 49).

Einen besseren Aufschluss über das Demenz-Syndrom soll nun die Aufteilung der verschiedenen Demenz-Formen bringen.

2.1.2 Die Formen der Demenz

Man unterscheidet innerhalb des Demenz-Syndroms zwischen primären und sekundären Demenzen, vgl. Abbildung 1. Zu den hirnorganisch bedingten **primären Demenzformen**, die gesamtgesehen einen Anteil von ca. 90% bestimmen, gehören die durch neurogenerative Abbauprozesse bestimmte *Alzheimer-Erkrankung* und die durch vaskuläre Störungen im Gehirn bedingte *vaskuläre Demenz* sowie deren gleichzeitiges Auftreten als Mischform.

Zu den nicht hirnorganisch bedingten **sekundären Demenzen**, die etwa 10% der Demenzerkrankungen ausmachen, zählen – in ihrer Ursache durch andere organisch bedingte Veränderungen – verschiedene Formen wie bspw. die Parkinson-Erkrankung, eine Intoxikation durch Medikamente, Alkohol oder eine Forderung durch einen Hirntumor. (s. Kuhlmey & Schaeffer, 2008: 99ff.; s. Weyerer S. 2005: 8)

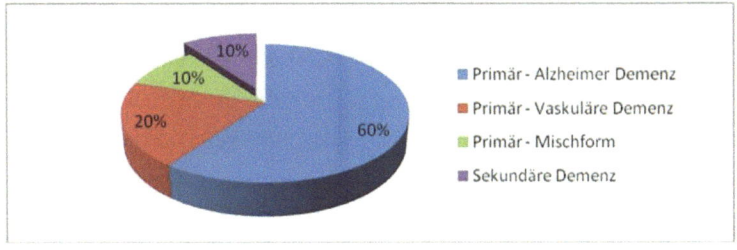

Abbildung 1: Formen und Verbreitung des Demenzsyndroms

2.2 Die Epidemiologie der Demenzerkrankungen

Da aus verschiedenen Studien bekannt ist, dass Demenz in der Regel eine psychische Erkrankung des Alters ist, beginnen die Ergebnisse der Prävalenzforschung zwischen dem 60. Und 65. Lebensjahr – entsprechend der soziodemographischen Unterteilung des Alters, das bei dem 60. Lebensjahr mit dem „jungen Alter" beginnt.

Aufgrund der zuvor beschriebenen Symptomatik und der daraus resultierenden multiplen Problemeffekte bedeuten die Demenzleiden die folgenschwerste psychiatrische Erkrankung im Alter. Zudem ist die Demenz, neben der durch medizinischen Fortschritt ohnehin schon ins Alter verschobenen vorherrschenden Multimorbidität, die häufigste Gehirnerkrankung in den letzten Lebensjahrzehnten. (Kuhlmey & Schaeffer, 2008: 97)

Auffallend ist, dass durch die Definition des Demenz-Syndroms in Kapitel 2.1.1 bereits 5 Funktionen der im Kapitel 1.2 beschrieben 8 Dimensionen psychischer Funktionen beschrieben sind. Schon hier wird ersichtlich, welch großes Ausmaß die Demenz-Erkrankung für den Betroffenen und seine Umwelt darstellt.

Durch diese enge Verknüpfung zu den psychischen Funktionen des Menschen treten bei den an Demenz erkrankten Patienten häufig begleitende psychiatrische Erkrankungen wie Depression, Schlafstörungen, Angst, Wahn und Halluzinationen auf (s. Weyerer S. 2005: 7). Bezeichnend ist in diesem Zusammenhang die Angabe der Prävalenz einer Depression im hohen Alter von 35%. (s. Kuhlmey & Schaeffer, 2008: 102)

Betrachten wir nun konkrete Zahlen zur Demenz, so findet sich in einer der aktuellsten Angabe des MDS von 2011 eine Prävalenz an Demenzerkrankungen in Deutschland von 1,3 Mio. (s. Becker, E. & Steininger A. 2011: 10). In seinem Themenheft Nr. 28 „Altersdemenz" ging der Bund 2005 in seiner Gesundheitsberichterstattung noch von knapp einer Mio. Demenzerkrankungen aus. Die Zahl der jährlichen Neuerkrankungen schätzte er auf 200.000 Fälle. In den nächsten 50 Jahren soll die Prävalenz Schätzungen zufolge auf bis zu 2 Mio. ansteigen. (s. Hurrelmann et al.2006: 457)

Dabei liegt nach Angaben der Berliner Altersstudie von 1998 die Verteilung der Prävalenz innerhalb der Altersschichten nicht linear, sondern steigt exponentiell an, wie Abbildung 2 verdeutlicht.

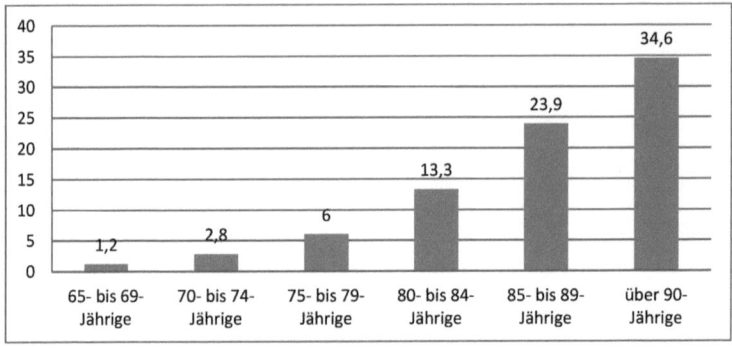

Abbildung 2: Prävalenz der Demenzerkrankungen nach Altersgruppen

Setzt man die in Abbildung 2 gezeigten Angaben in Bezug zu der demographischen Verteilung in der BRD, so ergibt sich eine Prävalenz der Demenzerkrankung bei den 65-Jährigen und Älteren von 5 bis 8%. (s. Weyerer S. 2005: 11)

Das mag angesichts einer Gesamtbevölkerung von momentan über 81 Mio. Menschen in der BRD nicht viel erscheinen. Vergleicht man jedoch den gesellschaftlichen Altersstrukturwandel mit diesen Zahlen, eröffnet sich eine in Zukunft immer größer werdende Problematik in Bezug auf die Inzidenz der Demenz.

Waren es 1950 in der BRD noch 14,6% der Menschen, die das 60. Lebensjahr vollendet haben, so beläuft sich der momentane Anteil dieser Altersgruppe auf 25,9%. Im Jahr 2060 sollen es nach Berechnungen des statistischen Bundesamtes über 33% sein; der Anteil der über 80-Jährigen wächst dabei von heute 5,1% auf über 14% an.

Aufgrund verschiedener Faktoren entwickelt sich somit unsere heutige Gesellschaft hin zu einer „überalterten" Bevölkerung. Hinzu kommt die kontinuierlich steigende Lebenserwartung, die schon bei 82,4 Jahren für Frauen und 77,2 Jahre für Männer liegt. (s. Statistisches Bundesamt 2009: 31)

Setzt man nun abschließend die Verteilung der Demenzprävalenz entsprechend der Altersstufen und den gesellschaftlichen Altersstrukturwandel in Verbindung, ergibt sich für unsere kommende Zukunft ein Szenario, in dem das Demenzsyndrom zahlenmäßig expandieren und uns vor komplexe Herausforderungen in Bezug auf die Versorgung stellen wird.

2.3 Die Versorgungssituation der Menschen mit einer Demenzerkrankung

2.3.1 Die aktuelle Versorgungslage in der BRD

Die Vorstellung, dass im Jahr 2060 auf einen Menschen im erwerbsfähigen Alter ein Mitbürger im Kindes- oder Rentenalter folgt, löst eine immense Anforderung an die heutige und zukünftige Versorgungslage aus. Die Prävalenz der Demenz spielt dabei eine gewichtige Rolle. Schon heute sind nach Angaben des MDS „…30% der Personen, die einen Antrag auf häusliche Pflegeleistungen gestellt haben, und 57% derjenigen, die stationäre Pflegeleistungen beantragt haben, aufgrund von Demenz oder anderen gerontopsychiatrischen Beeinträchtigungen in ihrer Alltagskompetenz eingeschränkt." (Becker, E. & Steininger, A. 2011)

Angesichts der beschriebenen körperlichen, geistigen und seelischen Auswirkungen für den Erkrankten, ist die Demenz heute schon die Hauptursache für Pflegebedürftigkeit im Alter; so beinhaltet die Definition von Pflegebedürftigkeit nach dem PflegeVG doch auch alle 3 Komponenten. Demnach ist pflegebedürftig, wer „wegen einer körperlichen, geistigen oder seelischen

Krankheit oder Behinderung im Ablauf des täglichen Lebens in erheblichem oder höherem Maße der Hilfe bedarf" (Pick et al. 2004: 13).

Die von der Pflegeversicherung anerkannten Fälle an Leistungsempfängern wegen Pflegebedürftigkeit beliefen sich im Jahr 2003 auf 2,1 Mio.; davon wurden 1,44 Mio. in der häuslichen Umgebung ambulant versorgt und 0,64 Mio. erhielten diese Leistungen in einem Pflegeheim. Die häufigste Ursache für Pflegebedürftigkeit liegt in der Demenz (35%). Dabei lässt sich sagen, dass der Anteil mit einer höheren Pflegestufe (= einem späteren Stadium der Demenz) durch den erhöhten Anspruch an pflegerischen Leistungen eher in einem Pflegeheim lebt als in dem häuslichen Umfeld. (s. Robert Koch-Institut 2007: 65)

Mit anderen Worten heißt das für die an einer Demenz Leidenden, dass sie mit großer Wahrscheinlichkeit im Laufe ihrer Erkrankung in ein Pflegeheim eintreten müssen, damit der quantitativ und qualitativ hohe Grad an pflegerischer Unterstützung, während 24h am Tag, geboten werden kann. Oftmals ist letzteres innerhalb des familiären oder auch sozialen Umfelds nicht zu erbringen (s. auch Kapitel 2.3.2).

Für die Pflegeversicherung bedeuten der Anstieg der älteren Gesellschaft und die damit einhergehende erhöhte Prävalenz der Demenzerkrankungen eine erhebliche Kostensteigerung. Schon im Jahr 2002 entfielen 8 Mrd. Euro (= 46,2%) der Gesamtausgaben von 17,3 Mrd. Euro auf die Leistungen der vollstationären Pflege. Verglichen mit den für den Bund in diesem Jahr gesamthaft entstandenen Krankheitskosten ist festzuhalten, dass psychische Krankheiten und Verhaltensstörungen 10% und innerhalb derer die Diagnose Demenz (nach der Klassifikation von ICD-10) 25% der Gesamtausgaben ausmachten. (s. Robert Koch-Institut 2007)

Um diesem Betreuungsanspruch gerecht zu werden, erhöhte sich die Anzahl der zugelassenen ambulanten Pflegedienste und Pflegeheime bis 2006 auf jeweils 10.000 Einheiten. Im stationären Bereich stehen damit 615.000 Heimplätze zur Verfügung. Anhand der Berechnungen zur demographischen Entwicklung müssten bis zum Jahr 2050 noch weitere 600.000 bis 800.000 Pflegebetten hinzukommen, um der steigenden Nachfrage gerecht werden zu können.

Die expandierenden ökonomischen Auswirkungen der als teuerste geltende Krankheitsgruppe ‚Demenz' tangieren jedoch nicht nur die einzelnen Versicherungen und professionellen Leistungserbringer sondern auch die pflegenden Angehörigen der Betroffenen. Die sogenannten „indirekten" Kosten, die durch die Betreuung und Hilfe im Alltag für die pflegenden Familienmitglieder entstehen (6 bis 10 Stunden am Tag) bilden bis zu zwei Drittel der Gesamtkosten. (s. Weyerer 2005: 22)

Ein schon 2009 veröffentlichtes Gutachten forderte die Neuformulierung des Pflegebedürftigkeitsbegriffs, in dem neben den bereits erwähnten Kriterien auch Alltagsbeschäftigung, Kommunikation und Beschäftigung verankert werden sollen und eine Gleichbehandlung von somatisch Erkrankten und Menschen mit einer psychischen Erkrankung wie Demenz gewährleisten soll. Allerdings lässt die Umsetzung desselben hauptsächlich aus ungeklärten Kostenfragen bis heute auf sich warten. (s. MDS 2011 und Hibbeler 2009)

Diese ökonomische Problemdarstellung bildet jedoch nur einen Teil der Gesamtproblematik in der Versorgungssituation.

2.3.2 Probleme und Ressourcen in der Versorgung

Die Probleme der Versorgung von Demenzerkrankten zeigen sich nicht nur in ökonomischen und demographischen Entwicklungen, sondern auch im Wandel unserer Gesellschaft:

- Durch das erhöhte Renteneintrittsalter ist es schwieriger für die Angehörigen, Arbeit und Pflege gleichzeitig leisten zu können.

- Durch die vermehrte Berufstätigkeit der Frauen tritt ein Interrollenkonflikt auf – ist doch die familiäre Pflege meist immer noch ihre Aufgabe.

- Durch die vom Arbeitsmarkt geforderte Flexibilität und Mobilität ist die Bereitschaft zum Ortswechsel bei den Arbeitnehmern gestiegen. Somit wohnen nur noch 45% der Kinder in direkter Nähe zu ihren Eltern. (s. Sütterlin et al. 2011: 32)

- Die Familienstruktur unterliegt einem grundlegenden Wandel. Die Geburtenrate einer Frau in der BRD liegt momentan bei 1,4. (Statistisches Bundesamt 2009: 28). Dadurch fehlen wichtige Familienmitglieder, die bei der Versorgung ihrer Angehörigen helfen können.

- Die Singularisierung im Alter wird neben den Faktoren der Hochaltrigkeit sowie der Partner-/Kinderlosigkeit ebenso durch die Verdopplung der Scheidungen im Verhältnis zu der Halbierung der Eheschließungen bestimmt. Wie durch die zuvor erwähnten Punkte fehlen auch hiermit wichtige Angehörigenressourcen und damit Pflegepotential. (s. Sütterlin S. et al. 2011: 33)

- Die Wohnverhältnisse für Demenzkranke bedürfen, in Bezug auf Barrierefreiheit, Erhaltung der Selbstständigkeit und milieutherapeutische Gestaltungsmöglichkeiten, noch einer Qualitätssteigerung. (s. Deutscher Bundestag 2002: 20)

Wie schon in Zusammenhang mit der Versorgungslage psychischer Erkrankungen im einleitenden Teil fokussierten Allgemeinarztproblematik, zeigt sich dieselbe auch speziell in der Versorgung der Demenzerkrankten. Konkret werden 90% der Demenzpatienten von ihrem Hausarzt, in der Regel ein Allgemeinmediziner oder Internist, betreut und behandelt.

Die in der Multimorbidität liegende verhältnismäßig große Anzahl an Konsultationen von älteren Menschen ließe eigentlich darauf hoffen, dass die Allgemeinmediziner einen Wissensstand und Erfahrung erreicht haben, durch die es ihnen möglich ist, die Diagnosestellung und Therapie richtig zu koordinieren. De facto stellen die Allgemeinärzte laut einer Reihe von Studien jedoch nur in 40% bis 60% der eigentlichen Fälle die Diagnose Demenz. Hier ist Handlungsbedarf, z. B. durch die Erstellung eines Leitfadens oder Standards der Diagnosestellung, notwendig.

Ist die Diagnose richtig gestellt worden, bleibt die Frage nach der richtigen Therapie und Behandlung offen. Leider ist auch hier zu sehen, dass die wenigsten Demenzpatienten in eine psychiatrisch/neurologische Einrichtung überwiesen werden. Eine Untersuchung von Demenzkranken zeigte, dass nur 28% innerhalb ihrer Erkrankung psychiatrisch/neurologisch untersucht und betreut wurden. (s. Weyerer, S. 2005: 20)

In diversen Untersuchungen in den stationären Einrichtungen zeigt sich ein ähnliches Bild. Auch hier sind zwei Drittel der dort lebenden Menschen ohne fachärztliche Betreuung durch einen Psychiater oder Neurologen – bei einer erwähnten Prävalenz gerontopsychiatrischer Symptome von 57%. Dahingegen liegen die Verordnungsraten von Psychopharmaka in diesen Institutionen bei bis zu 75%, was auf eine fast ausschließliche Symptombehandlung (Verhaltens-, Schlaf- und psychiatrische Störungen) schließen lässt.

Jedoch nicht nur in den Händen der Ärzteschaft liegt die richtige und vor allem frühzeitige Erkennung der kognitiven Einschränkungen. Sehr oft übersehen sowohl die Betroffenen selbst als auch deren nahen Bezugspersonen die mentalen Leistungseinschränkungen, verleugnen diese oder wollen sie nicht wahrhaben. Das ‚Phantom Demenz' bereitet ihnen Schrecken, Angst sowie Unsicherheit; deshalb setzen die Erkrankenden alles daran, die Symptome zu verdrängen, zu verbergen oder mit verschiedenen Maßnahmen, z. B. durch die Einschränkung des Bewegungsradius oder das Verringern der sozialen Kontakte, zu kompensieren. Kommt es schließlich zur ärztlichen Diagnose und dem Therapiebeginn, ist deren Verlauf durch die schon fortgeschrittenen kognitiven Abbauprozesse meist nicht mehr mit Erfolg, im Sinne einer Verzögerung des Symptomverlaufs, gekrönt.

2.4 Herausforderungen an die Pflege

An den Bereich Pflege stellen sich mehrdimensionale Ansprüche, die ich in diesem Punkt beleuchten möchte. Zum einen gilt eine Unterscheidung der Pflegenden und zu Pflegenden, zum anderen die Differenz zwischen der Laien- und professionellen Pflege.

Für die an Demenz erkrankten Menschen bedeutet der Verlauf ihrer Krankheit den Verlust ihrer eigenen psychomotorischen Kontrolle, ihrer Selbstständigkeit, ihres sozialen Netzes, ihres Willens und oft auch ihrer Intimsphäre. Verständlich ist es angesichts dieser Aussicht, dass die Betroffenen ihre eigene Krankheit in 20 bis 80% der Fälle nicht wahrhaben wollen (Weyerer, S. 2005: 16).

Die Patienten wünschen sich in dieser Lage, von ihrem Umfeld weiterhin ‚normal' gesehen und behandelt zu werden. Sie möchten weiter als Menschen, im Sinne des Führens eines selbstbestimmten Lebens, der Erfüllung eigener Wünsche und Bedürfnisse, gesehen werden und auch im späteren Verlauf ihrer Erkrankung noch als Teil der Gesellschaft wahrgenommen und geachtet werden. (s. Sütterlin S. et al. 2011: 7)

Die Pflegenden, seien es Familienangehörige oder professionell Arbeitende, haben durch ihre Einstellung und Haltung gegenüber der Demenz sowie den Erkrankten einen großen Einfluss auf die Entwicklung von Vorurteilen und Ängsten sowohl bei den Erkrankten als auch in der Gesellschaft (s. Sütterlin S. et al. 2011: 7). Hierfür bedarf es jedoch einer weiteren Verbesserung des interprofessionellen Austauschs und eines vergrößerten Ausbaus der Informationswege und Unterstützungsmöglichkeiten für privat Pflegende, deren Anteil an der Gesamtbetreuung der Demenzerkrankten immerhin bei 77% liegt. (s. Hurrelmann et al. 2006: 457)

In den familiären Versorgungsressourcen sind es zu 75% die Frauen, die ihre Angehörigen zu 64% rund um die Uhr pflegen, bzw. in dieser Zeit zur Verfügung stehen müssen. Dies bedeutet, neben den bereits erwähnten indirekten Kosten durch fehlende Erwerbstätigkeit und einem erhöhten Kostenaufwand in den Familien, eine enorme Belastung für die als Laien fungierenden Pflegenden. Signifikant ist hierbei die Aussage von 41% der im familiären Umfeld Pflegenden, einer „sehr starken" Belastung ausgesetzt zu sein. (s. Hurrelmann et al. 2006: 65) In der Tat belegen auch andere Untersuchungen, dass im Bereich der Betreuung von Demenz bis zu 50% der Pflegenden im Laufe ihrer Tätigkeit an psychiatrischen Symptomen leiden (s. Hurrelmann et al. 2006: 457). Aufgrund der Verhaltensauffälligkeiten, wie permanenter Bewegungsdrang, Aggressionen und vermeintliche Schuldzuweisungen von dem Demenzerkrankten, entwickeln sich bei den pflegenden Angehörigen gelegentlich Gefühle der Überforderung und Hilflosigkeit, welche sich in Drohungen, Einschüchterungen oder auch Gewalt zeigen. (s. Sütterlin S. et al. 2011: 31)

Entsprechend der belastenden Seite der pflegerischen Tätigkeit stellen die positiven Anteile in der Betreuung von Demenzerkrankten ein noch stärkeres Gewicht dar. So ist es für viele Pflegende eine innerliche Erfüllung, ihren Angehörigen zu ermöglichen, im häuslichen Umfeld wohnen bleiben zu können, denn laut einer Umfrage in Deutschland von 2007 wünschen sich die meisten Menschen, im Alter zu Hause gepflegt zu werden. Hinzu kommt, dass die pflegenden Angehörigen oftmals Gefühle der Liebe und Dankbarkeit empfinden, welche ihnen helfen, die schweren Herausforderungen des Alltags zu bewältigen.

Ein vergleichbares Bild zeigt sich bei den professionell Pflegenden, sei es im ambulanten oder stationären Bereich, wobei hier die antreibenden Determinanten durch Empathie, Akzeptanz und Wertschätzung gebildet werden (sollten).

Ein besonderes Gewicht liegt auf der Grundvoraussetzung ‚Empathie', was nicht nur die Fähigkeit beschreibt, sich in sein Gegenüber hineinzuversetzen, seine Gedanken, Gefühle und Bedürfnisse wahrzunehmen sondern auch seine eigenen Reaktionen und Emotionen zu realisieren. Diese als Haltung zu bezeichnende Tugend ist speziell für Demenzkranke die Voraussetzung für das Entstehen von Sicherheit, Vertrauen und das Gefühl von ‚guter Pflege'. Empathie zeigt sich durch Respektierung sowie Wertschätzung des anderen, in Akzeptanz seiner Erkrankung, in menschlicher Zuwendung sowie einer einfühlsamen Sprache. Für Pflegende schafft eine empathisch gelebte Haltung eine Erhöhung der Arbeitszufriedenheit, denn sie erfahren sich selbst – trotz Zeit- oder Personalknappheit – als wirksam und stillen das Grundbedürfnis nach Liebe und Zuneigung (s. Weckert 2011). Passend dazu ist die Aussage:

„Wer weniger denken kann, kann dennoch sehr gut fühlen!" (Gerhard 2011)

Durch die heterogenen Symptome, die im Verlauf der Demenzerkrankung auftreten, verlangt es neben der erwähnten empathischen Grundhaltung der Pflegenden eine enorme Bandbreite an Therapie-, Behandlungs- und Betreuungsangeboten. Zu diesen gehören u. a. die Validation, Aktivierung in den verschiedensten Facetten und Arten, das Realitätsorientierungstraining, die

Reminiszenztherapie und die rein sensorischen Ansätze durch Basale Stimulation, Musiktherapie und Snoezelen.

In der letzten Phase der Demenz (ca. 2-3 Jahre) erleben die Erkrankten hinsichtlich ihrer Versorgung noch erhebliche Defizite. Sie leben meist in einer klassischen Pflegeeinrichtung und können dort durch ihre multiplen physischen und psychischen Einschränkungen kaum soziale Kontakte erfahren, geschweige denn die Zuwendung und Zeit vom Pflegepersonal erhalten, die zur Herstellung von Kommunikation und Bedürfniserfassung notwendig wären. Laut Rutenkröger & Kuhn (2008) bedarf es für eine qualifizierte Versorgung dieser Personen folgende 5 Kernkompetenzen:

- Körperliche Symptome erkennen und Symptomkontrolle einleiten,
- Nonverbale Kommunikation beherrschen,
- Emotionale und spirituelle Unterstützung anbieten,
- Gesprächskompetenzen mit Angehörigen und anderen Berufsgruppen einsetzen,
- Komplementäre Maßnahmen anwenden.

Das palliative Pflegekonzept, das die Bedürfniserfüllung und Lebensqualität vor die kurativen Behandlungen stellt, sollte auch in der Versorgung von Menschen mit einer schweren Demenz die Grundlage stellen.

Im Zuge der Einführung von palliativer Pflege in diesem Personenbereich laufen aktuell einige Diskussionen bezüglich der ethischen Fragen sowie der Finanzierung palliativer Leistungen.

2.5 Das Versorgungskonzept „Pflegeoase"

Die Person-zentrierte Pflege zeigt eine große Ähnlichkeit zum erwähnten palliativen Ansatz. Deshalb möchte ich in diesem Unterpunkt das Modell der „Pflege-Oase" thematisieren, um ein mögliches Versorgungskonzept für Menschen mit schwerer Demenz vorzustellen.

Entsprechend der 3 Phasen der Demenz entwickelte Hr. Dr. Held in der Schweiz ein Drei-Welten-Modell und entwickelte das Oase Modell als ein Teilkonzept für die „3. Welt der kognitiven Reizlosigkeit" (s. MDS 2009: 158). Aus diesem Pionierwerk im Krankenheim Sonnweid in der Schweiz entwickelten sich seit 1998 diverse Pflege-Oasen in Deutschland unter verschiedenen Bezeichnungen. Erste empirische Untersuchungen sind mittlerweile abgeschlossen.

Die Person-zentrierte Pflege wird in der Pflege-Oase durch 2 wesentliche Merkmale gekennzeichnet, um den Bewohnerinnen eine „Teilnahme an der Gemeinschaft ... in einem sinnesanregenden Raum ... zu ermöglichen..." (Rutenkröger & Kuhn 2008: 12):

- Das Raumangebot: In einem Gemeinschaftsraum leben 6-9 Bewohner. Jeder hat sein eigenes Multifunktionsbett, einen Nachttisch, eine Sitzgelegenheit und diverse Raumteiler, die zum Schutz der Privatsphäre eingesetzt werden. Der Nahbereich wird individuell biographisch gestaltet. Zur Sinnesreizung gibt es verschiedene Beleuchtungsmodi in unterschiedlichen Farben, Musik und ätherische Öle.

- Durchgehende Personalpräsenz: Bei einer Fachkraftquote von 50% ist durchschnittlich 1 Pflegeperson für 3 Bewohner verantwortlich. Durch die kontinuierliche Begleitung sollen z. B. durch verschiedene pflegerische Interventionen (Basale Stimulation, Snoezelen, Validation, Kinästhetik) das Zugehörigkeitsgefühl gesteigert, physische sowie psychische Bedürfnisse wahrgenommen und die Angehörigen in die Betreuung mit einbezogen werden. Die administrativen Pflegetätigkeiten finden an einem Arbeitsplatz innerhalb des Oase-Raums statt.

Dieser Grundidee anknüpfend, verfolgt das Konzept der Pflegeoase folgende Ziele:

- „Mehr Nähe und intensiverer Kontakt im Rahmen einer umfassenden Pflege und Betreuung;

- Gezielte Interventionen auf der Grundlage einer intensiven Beobachtung der physischen und psychischen Befindlichkeit;

- Verbesserte Erkennung und Behandlung von Schmerzen;

- Reduzierung von Einsamkeit durch stetigen Aufenthalt in einer Gemeinschaft;

- Schaffung einer Sicherheit und Geborgenheit vermittelnden Atmosphäre;

- Erleben von Zuwendung durch regelmäßige, individuelle Einzelbetreuungsmaßnahmen." (s. Brandenburg et al. 2011: 30)

Die Zielgruppe der Bewohner bedingt folgender Kriterien (s. Rutenkröger & Kuhn 2008: 25 und s. Brandenburg et al. 2011: 29):

- Verlust der Fähigkeit zur selbstständigen Nahrungsaufnahme

- Harn- und Stuhlinkontinenz

- Muskelatrophien und -kontrakturen

- Steigende Anfälligkeit für ein Delirium

- Wiederkehrende Infekte, Lungenentzündung

- Verschlechterung des Hautzustandes und Dekubiti

- Dauerhafter Bettlägerigkeit

Nach dieser kurzen Vorstellung des Versorgungskonzepts Pflege-Oase möchte ich einige Punkte daraus zur Diskussion stellen.

Aufgrund der Schwere der physischen und psychischen Einschränkungen der Bewohner liegen sowohl eine sehr hohe Verantwortung als auch ein breites Spektrum an Möglichkeiten in der Hand der Präsenzpflegekraft; sie hat einen großen Einfluss auf den Pflegeprozess: Beobachtung der Problem- / Ressourcenerfassung, Planung und Umsetzung der Pflege- und Betreuungsmaßnahmen. Hier liegt ein Gestaltungsspielraum für die Pflegekraft vor, den sie durch ihre „echte, einfühlende und akzeptierende" (Rutenkröger & Kuhn 2008: 25)

Beziehungsgestaltung positiv nutzen sollte, um die erwähnten Ziele erreichen zu können. Die Pflegekraft muss durch ihr Handeln Kommunikation erst ermöglichen.

In diesem Zuge sollte bei der Personalauswahl auch berücksichtigt werden, dass keine Praktikanten oder Schüler zu Beginn ihrer Ausbildung auf einer Pflege-Oase arbeiten, denn die Arbeit dort erfordert ein hohes Können und Know-how seitens des Pflegepersonals, um die geforderten Ziele erreichen zu können.

Auf der anderen Seite möchte ich anmerken, dass, sowohl die geforderten Qualifikationen an das Personal (Fachwissen über Demenz, Empathie, Berührungsempfinden, Bereitschaft zur Weiterbildung [s. Rutenkröger & Kuhn 2008: 28]) als auch das beschriebene Pflege- und Betreuungskonzept, Erwartungen beinhalten, die eigentlich an alle Pflegekräfte gestellt werden sollten, die mit der Betreuung von Demenzkranken vertraut sind. Damit meine ich auch die geforderte Einbeziehung der Angehörigen.

Schwierig stellt sich für mich auch die Auswahl der Bewohner, die aufgenommen werden sollen. Obschon manche Personen die oben erwähnten Kriterien der Zielgruppe erfüllen, können sie aufgrund von Verhaltensauffälligkeiten (disruptives Vokalisieren) „nicht gruppenfähig" oder aufgrund einer schon terminalen Lebensphase von der Aufnahme ausgeschlossen sein (s. Rutenkröger & Kuhn 2008: 26). Die Zuordnung der Bewohner geschieht eher subjektiv, wobei auch hier wieder die hohe Verantwortung in der Fachkraft der Pflege-Oase liegt.

Positiv hingegen ist die Möglichkeit eines sog. „Probewohnens", was dem Bewohner bei Erkennung negativer Effekte die Rückkehr in das gewohnte Lebensumfeld innerhalb des Pflegeheims (meist ein Einzelzimmer) ermöglicht. Zur Diskussion steht in diesem Zusammenhang auch, ob ein Einzel- / Doppelzimmer oder der Gruppenraum in der Pflege-Oase die Lebensqualität und Würde ermöglichen. Auch dieser Punkt bleibt subjektiv beurteilt.

Aufgrund einzelner Studien lässt sich jedoch eine mehrdimensionale positive Wirkung des Pflege-Oasen-Modells belegen (s. MDS 2009: 159, Brandenburg et al. 2011, Rutenkröger & Kuhn 2008:): Die Bewohner zeigen eine gesteigerte Aufmerksamkeit, eine verbessertes Ernährungsverhalten, eine Reduktion der Schlafstörungen und eine Abnahme der Muskelspannung. Für Angehörige ermöglichen die strukturierte Miteinbeziehung und Anleitung durch das Pflegepersonal das Erleben von sinnhaftem Begleiten ihrer schwer zugänglichen Angehörigen. Dadurch steigert sich ihre Zufriedenheit und sie Empfinden eine Entlastung. Seitens der Pflegekräfte sind eine höhere Arbeitszufriedenheit und eine geringere Fluktuation zu verzeichnen. Sie können Arbeitsabläufe (z. B. die Grundpflege) frei den Tag über gestalten und sie den Bedürfnissen der Bewohner anpassen. Durch ihre durchgehend hohe Präsenz erleben sie den Aufbau von „vertrauten Beziehungen zu den Bewohnern" (MDS 2009: 160), was ihnen das Gefühl von Sinn gibt und innerlich Erfolg bereitet.

3. Erkenntnisse aus der Arbeit und Ausblicke

Die Versorgungslage von Menschen mit Demenz steht – auch in Bezug auf die zukünftige demographische Entwicklung und die damit einhergehende Erhöhung der Inzidenz der Demenz – vor großen Herausforderungen. Einige Aspekte der aktuellen Problematik habe ich mit dieser Arbeit beleuchtet.

Als grundlegenden Faktor für alle Sichtweisen der Versorgung als auch für alle Beteiligten sehe ich das Ermöglichen und Erleben von Lebensqualität. Diese zeigt sich – speziell auch bei Demenzkranken – in den Grundbedürfnissen:

- Andere verstehen und verstanden werden,
- Respekt und Wertschätzung erfahren,
- Linderung bei Schmerzen und quälenden Beschwerden erhalten,
- Freiheit zu wünschen, zu fördern und zu verweigern,
- Kompetente und liebevolle Betreuung erfahren

(s. Rutenkröger & Kuhn 2008: 11)

Den Faktor Lebensqualität möchte ich noch in einem Gebiet der Versorgung Demenzkranker vertiefen.

Aufgrund schon aufgezeigter finanzieller Problematiken ist es für viele Familienmitglieder in der BRD fast unmöglich, die materiellen Einbußen durch die Vollzeitpflege ihrer Angehörigen hinzunehmen. Hinzu kommen jedoch ein gewohnt hoher Lebensstandard sowie -anspruch, die unsere Gesellschaft vermehrt vom Geld abhängig werden lassen. Leider hat auch der Drang nach Selbstverwirklichung und Unabhängigkeit in den heutigen Generationen unterhalb der älteren Bevölkerung die Folge, dass viele gar nicht bereit sind, ihre Angehörigen zuhause zu pflegen; dies würde zu viele Einschränkungen der eigenen Persönlichkeit mit sich bringen.

Für viele Familien (ca. 100.000 – 150.000 in der BRD) ist, durch das Voranschreiten der Demenzerkrankung und der damit einhergehende Pflegeaufwand ihrer Angehörigen, die „polnische Lösung" der letzte Ausweg, um eine Hospitalisierung in einer Pflegeeinrichtung zu vermeiden (s. Reimann 2011).

Mit der „polnischen Lösung" meine ich die sogenannten Haushaltshilfen aus Polen und anderen östlichen Ländern, die sich im Abstand von 6 Wochen abwechseln und für die pflegebedürftigen Menschen in Deutschland meist eine große Bandbreite an pflegerischen Tätigkeiten – rund um die Uhr – übernehmen.

Der Einsatz dieser Pflegehilfen wird in unseren Medien generell negativ diskutiert. Zu den kritikpunkten zählen unter anderem:

- Illegales Arbeitsverhältnis, ohne Sozialversicherung und Arbeitnehmerrechte
- Pflegehilfe fehlt als Unterstützung in der eigenen Heimatfamilie und im dortigen Sozialsystem als Arbeitskraft
- Mangelnde Fachkenntnis, besonders im Umgang mit Demenz
- Ausbeutung der Arbeiter(innen), da sie unterbezahlt sind (2 Euro/Std.)
- Fehlende Sprachkenntnis. (Reimann 2011)

Auch wenn es für unser Versorgungsproblem in Deutschland nicht die perfekte Lösung ist, so kann ich aus eigener Erfahrung auch positive Effekte für den an einer Demenz Erkrankten beobachten:

Sicher ist die Sprache ein Hindernis in der verbalen Kommunikation; jedoch wissen wir, wie wichtig die nonverbale Interaktion für Menschen mit Demenz ist und wie sehr die Lebensqualität sowie das Wohlbefinden gerade für diese Personen durch Wärme, Verständnis, Zuneigung, Präsenz und Nähe gefördert werden können. Zudem erfahren sie all dies in ihrer gewohnten biographischen Umgebung, wo bewiesenermaßen die Ressourcen für die Orientierung am längsten erhalten bleiben; wie bereits erwähnt, entspricht dies dem Wunsch der meisten Menschen, im Alter in den eigenen 4 Wänden wohnen zu können.

So bleibt auch trotz aller Diskussionen die Frage nach der objektiven Lebensqualität offen. Ich hoffe, dass die subjektive Lebensqualität – trotz der vielen Problemdarstellungen in meiner Arbeit – in der zukünftigen Entwicklung der Versorgung Demenzkranker eine entscheidende Rolle für alle Beteiligten spielen wird und in ihrer Existenz für alle erhalten bleibt.

Die wichtigste pflegerische Erkenntnisgrundlage in Bezug auf das Demenzsyndrom sollte meiner Meinung nach sein, dass der an Demenz erkrankte Mensch, egal in welchem Stadium er sich befindet, den gleichen Persönlichkeitswert und den gleichen Anspruch an Selbstbestimmung hat, wie er es sein Leben lang durch die soziale Gesellschaft erfahren und innehalten durfte.

Abkürzungen

altgr.	Altgriechisch
and.	anderen
BRD	Bundesrepublik Deutschland
DGPPN	Deutsche Gesellschaft für Psychiatrie, Psychotherapie und Nervenheilkunde
ICD-10	International Statistical Classification of Diseases and Related Health Problems (Die Internationale statistische Klassifikation der Krankheiten und verwandter Gesundheitsprobleme). „10" bedeutet die aktuellste Version aus dem Jahr 2008.
MDS	Der medizinische Dienst des Spitzenverbandes Bund der Krankenkassen
PflegeVG	Gesetz zur sozialen Absicherung des Risikos der Pflegebedürftigkeit (Pflege-Versicherungsgesetz)
POLA-SD	Pflegeoasen: (K)Ein Lebensraum für Menschen im Alter mit schwerer Demenz
sog.	Sogenannten
WHO	World Health Organisation (Weltgesundheitsorganisation)

Abbildungen

Abbildung 1:	Formen und Verbreitung des Demenzsyndroms (Quelle: Höwler 2004)
Abbildung 2:	Prävalenz der Demenzerkrankungen nach Altersgruppen (Quelle: Berliner Altersstudie von 1998)

Quellenverzeichnis

Becker, E. & Steininger A. (2011): Pflegedialog Demenz – MDS: Bessere Versorgung von Menschen mit Demenz ist Zukunftsaufgabe. In: Pflegepraxis aktuell. Palliative Care & Demenz kompakt 2/2011: 10.

Brandenburg, H. et al. (2011): Pflegeoasen: (K)Ein Lebensraum für Menschen im Alter mit schwerer Demenz!? POLA-SD. Abschlussbericht. Vallendar: Philosophisch-Theologische Hochschule Vallendar (PTHV gGmbH). Pflegewissenschaftliche Fakultät.

Deutscher Bundestag (2002): Vierter Bericht zur Lage der älteren Generation in der Bundesrepublik Deutschland: Risiken, Lebensqualität und Versorgung Hochaltriger – unter besonderer Berücksichtigung dementieller Erkrankungen. 14. Wahlperiode. Drucksache 14/8822

Elter, F. & Wiese, E. (2005): Die Alzheimer-Krankheit und andere Demenzen. 1. Aufl. Düsseldorf: Alzheimer Forschung Initiative e. V.

Gaebel, W. (2011): Disziplinen- und Sektoren-übergreifende Versorgungs-Analyse mit dem Ziel einer Optimierung der Versorgungs-Situation von Menschen mit psychischen und psychosomatischen Erkrankungen. Düsseldorf: Deutsche Gesellschaft für Psychiatrie, Psychotherapie und Nervenheilkunde.

Gerhard, C.: Dr. med., u. a. Oberarzt der neurologischen Abteilung und Leiter des multiprofessionellen Palliativkonsiliardienst an den katholischen Kliniken Oberhausen. Mündliche Auskunft am Palliative Care Fachkongress vom 21.6.2011.

Hibbeler B. (2009): Reform des Pflegebegriffs: Das Ende der Pflege im Minutentakt. Deutsches Ärzteblatt 2009; 106(6): A-230 / B-196 / C-188.

http://www.aerzteblatt.de/v4/archiv/artikel.asp?id=63269

Höwler, E. (2004): Gerontopsychiatrische Pflege. Lehr- und Arbeitsbuch für die Altenpflege. 2., aktual. und überarb. Aufl. Hannover: Brigitte Kunz Verlag.

Hurrelmann, K. et al. (2006): Handbuch Gesundheitswissenschaften. 4., vollst. überarb. Aufl., Weinheim/München: Juventa.

Kellnhauser, E. et al. (2004): Pflege. Professionalität erleben. 10. völlig neu bearb. Aufl., Stuttgart/New York: Georg Thieme Verlag

Kuhlmey, A. & Schaeffer, D. (2008): Alter, Gesundheit und Krankheit. 1. Aufl., Bern: Verlag Hans Huber

MDS (2009): Grundsatzstellungnahme. Pflege und Betreuung von Menschen mit Demenz in stationären Einrichtungen. Essen: http://www.mds-ev.de

MDS (2011): Einführung des neuen Pflegebegriffs ist der richtige Schritt zur Gleichbehandlung aller Pflegebedürftige - Verbesserungen müssen bei Pflegebedürftigen ankommen. Essen: http://www.mds-ev.de/3649.htm

Pick, P. et al. (2004): Schwerpunktbericht zur Gesundheitsberichterstattung des Bundes – Pflege. Berlin: Robert Koch-Institut

Reimann, K. (2011): Polnische Pflegerinnen: Die Pflege der Anderen. In: Badische Zeitung (http://www.badische-zeitung.de/deutschland-1/die-pflege-der-anderen--43661991.html)

Robert Koch-Institut (2007): Gesundheitsbericht für Deutschland. Gesundheitsberichterstattung des Bundes. Berlin: www.rki.de

Rutenkröger, A. & Kuhn, C. (2008): „Im Blick haben". Evaluationsstudie zur Pflegeoase im Seniorenzentrum Holle. Stuttgart: Demenz Support Stuttgart.

Schwartz, F. W. et al. (2003): Das Public Health Buch. 2. Auflage. München/Jena: Urban & Fischer Verlag.

Statistisches Bundesamt (2009): Bevölkerung Deutschlands bis 2060. 12. Koordinierte Bevölkerungsvorausberechnung. Wiesbaden.

Sütterlin S. et al. (2011): Demenz-Report. Wie sich die Regionen in Deutschland, Österreich und der Schweiz auf die Alterung der Gesellschaft vorbereiten können. Berlin: Berlin-Institut für Bevölkerung und Entwicklung.

Weckert A. (2011): Lässt sich eine einfühlsame Grundhaltung erlernen? In: Die Schwester, der Pfleger. 06/11, S. 540-543.

Weyerer, S. (2005): Gesundheitsberichterstattung des Bundes, Altersdemenz, Heft 28. Berlin: Robert Koch-Institut.

Weyerer, S. & Bickel, H. (2007): Epidemiologie psychischer Erkrankungen im höheren Lebensalter. Band 14, Grundriss Gerontologie. Stuttgart: Kohlhammer Urban.

Weyerer, S. et al. (2008): Epidemiologie körperlicher Erkrankungen und Einschränkungen im Alter. Band 13, Grundriss Gerontologie. Stuttgart: Kohlhammer Urban.

BEI GRIN MACHT SICH IHR WISSEN BEZAHLT

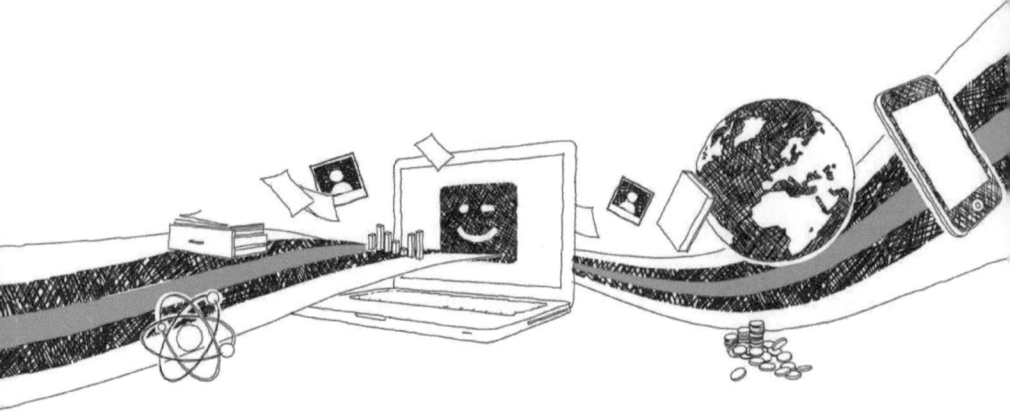

- Wir veröffentlichen Ihre Hausarbeit, Bachelor- und Masterarbeit

- Ihr eigenes eBook und Buch - weltweit in allen wichtigen Shops

- Verdienen Sie an jedem Verkauf

Jetzt bei www.GRIN.com hochladen und kostenlos publizieren

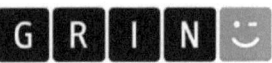